Dᴿ Gabriel GARMIER

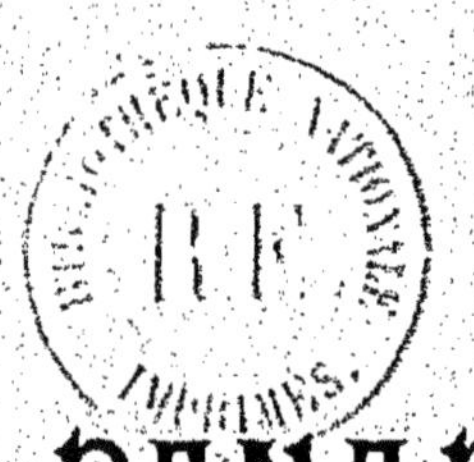

LE

PANARIS DE MORVAN

Localisé au Pied

LE
PANARIS DE MORVAN
LOCALISÉ AU PIED

PAR LE

Docteur Gabriel GARMIER

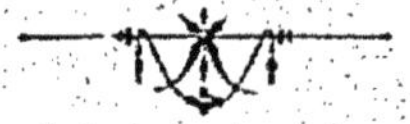

LYON

IMPRIMERIE Paul LEGENDRE & Cie
Ancienne Maison A. WALTENER
14, rue Bellecordière, 14

1899

A LA MÉMOIRE DE MON PÈRE

A MA MÈRE

A MON FRÈRE

A MA TANTE

INTRODUCTION

C'est à l'Hôpital de l'Antiquaille, dans le service de M. le docteur Augagneur, professeur à la Faculté et chirurgien des Hôpitaux, que nous avons observé le malade qui fait le sujet de notre travail, et c'est sur les conseils de notre sympathique Maître que nous nous sommes livré à des recherches pour soutenir notre thèse.

Le panaris de Morvan s'est présenté à nous avec des caractères tellement nets, tellement tranchés que nous n'avons pas hésité à lui reconnaître cette autonomie qui a fait le sujet de tant de discussions.

Au cours de nos nombreuses lectures, nous avons été frappé par le silence complet, ou tout au moins par l'absence totale d'observations relatives au début de l'affection par le membre inférieur, car c'est au panaris de Morvan des extrémités inférieures que nous avons affaire, et c'est lui qui fera le sujet de cette étude.

Nous avons trouvé partout signalée l'extension possible, quoique rare, de l'affection du membre supérieur au membre inférieur; voici d'ailleurs, ce que Morvan lui-même écrivait dans une de ses relations : « La maladie procède par étapes. Après avoir déterminé pendant des années, des crises de douleur à l'une des extrémités thoraciques, l'avoir frappée de paralysie et d'analgésie et l'avoir mutilée par une série de panaris aboutissant à la nécrose, le mal passe d'un membre au membre du côté opposé où il tourne dans le même cercle et occasionne les mêmes désordres. Il est rare que la maladie ne s'arrête pas là. Une fois cependant, après avoir occupé successivement les deux membres thoraciques, elle a fini par envahir l'un des membres pelviens. C'était une troisième étape. »

Aussi, séduits par la rareté du début de l'affection par le membre inférieur, séduits également par les nombreuses discussions relatives à la nature même du panaris de Morvan, nous nous sommes décidé à apporter notre faible part de contribution à l'étude du panaris analgésique, en publiant une observation qui nous a paru assez caractéristique.

Après avoir tracé un court historique de la question, nous établirons la symptomatologie de l'affection, et toujours en restant sur le terrain clinique, nous aborderons la question si souvent controversée du diagnostic avec la lèpre, la syringomyélie et le mal perforant plantaire, maladies qui présentent de nombreux points communs avec le panaris de Morvan, mais aussi des différences essentielles que nous nous efforcerons de faire ressortir.

Mais avant d'aborder ce sujet, nous sommes heureux de pouvoir adresser ici publiquement le témoignage de notre reconnaissance aux Maîtres qui ont bien voulu nous guider dans le cours de nos études Médicales.

Que MM. Poncet, Vallas, Bondet, Bouveret, Bard et Teissier veuillent bien accepter aujourd'hui tous nos sincères remerciements pour leur précieux enseignement.

Mais nous tenons surtout à exprimer ici toute notre gratitude à M. le professeur Augagneur qui a bien voulu nous inspirer cette thèse et nous donner de sages et utiles conseils, dont nous osons l'espérer nous aurons su profiter. Dans maintes circonstances, il nous avait déjà donné de précieux témoignages de son appui et de son affectueuse bienveillance, aussi est-ce pour nous un devoir bien doux à remplir que de le prier de croire à notre profonde reconnaissance.

Il a bien voulu nous faire l'honneur d'accepter la présidence de cette thèse, nous l'en remercions bien sincèrement.

Nous ne saurions aussi être trop reconnaissant envers M. le Professeur Lacassagne et envers MM. Courmont et Doyon, professeurs agrégés à la Faculté, qui, en acceptant de faire partie de notre jury de thèse, pendant la période des vacances, nous ont rendu un signalé service.

Enfin, que tous nos amis soient convaincus de notre entier dévouement, et qu'ils nous conservent la sympathie qu'ils nous ont toujours témoignée durant nos années d'étude.

HISTORIQUE

C'est en 1883 seulement que fut signalée pour la première fois l'affection qui nous occupe. Le D' Morvan (de Lannilis) publiait dans la *Gazette hebdomadaire de Médecine et de Chirurgie* un mémoire fort remarquable, dans lequel il décrivait un syndrome clinique nouveau sous le nom de : parésie analgésique à panaris, ou paréso-analgésie des extrémités supérieures. La description qu'il en faisait, basée sur sept observations personnelles, était tellement exacte et précise que les observateurs qui l'ont suivi n'ont guère ajouté à son histoire clinique. Analgésie, parésie et panaris, tels sont les trois grands symptômes qu'il mettait en évidence et qui caractérisent l'affection à laquelle devait justement s'attacher son nom.

A côté de ces trois grands caractères fondamentaux, il signalait l'extension successive des accidents aux deux membres supérieurs, puis l'envahissement possible, mais assez rare des membres inférieurs et enfin il affirmait l'autonomie du type clini-

que qu'il venait de créer après en avoir discuté fort
judicieusement le diagnostic.

Cette affection ainsi décrite, nous allons voir apparaître successivement un grand nombre d'observations nouvelles. Tout d'abord, celle de Guelliot (de
Reims), puis, deux ans plus tard, M. A. Broca,
publiait un cas observé dans le service de M. le professeur Verneuil et signalait un nouveau symptôme,
la scoliose, que Morvan lui-même reconnut plus
tard pour être assez fréquent.

En 1886, nouveau mémoire de Morvan qui rap-
porte huit observations nouvelles ; il complète
notamment la description des phénomènes trophiques et précise la physiologie pathologique des
accidents.

En 1887, quelques observations publiées par
M. Hanot, par le Dr Colleville (de Reims) et le
Dr Prouff (de Morlaix), puis la même année, Morvan
revenant sur la question, consacre deux mémoires à
l'étude des arthropathies qu'il compare à celles du
tabès.

En juillet 1888, MM. Monod et Reboul publient
dans les *Archives générales de Médecine* le résultat
de recherches anatomiques sur les lésions qui produisent la paréso-analgésie. Leur examen assez
incomplet, puisqu'il n'a pu porter que sur des doigts
amputés, révèle l'existence de lésions très pronon-
cées dans les nerfs collatéraux et va servir de base à
une théorie qui fait de la névrite périphérique, le
substratum anatomique de la Maladie de Morvan.

En 1888, la thèse du Dr d'Oger de Spéville consti-

tue le premier travail où l'affection est décrite dans
son ensemble. On y trouve signalées les relations
établies par Roth entre la maladie de Morvan et la
syringomyélie, et l'auteur, sans se prononcer affir-
mativement, incline toutefois vers l'opinion qui rat-
tache la maladie de Morvan aux lésions de la syringomyélie.

La même année, une importante autopsie faite
par Gombault et Reboul révéla dans les centres nerveux l'existence de lésions qui n'étaient pas celles
de la syringomyélie, mais les auteurs ne purent pas
se prononcer définitivement par suite des conditions
défectueuses dans lesquelles s'était effectué leur
examen.

A son tour M. Morvan, s'appuyant sur des arguments cliniques revendique l'autonomie de la maladie qu'il a décrite et cherche à établir, d'après l'examen de la sensibilité, des caractères différentiels
qui empêchent de l'englober dans la syringomyélie.

En 1889, M. le professeur Charcot montre que
l'hystérie peut s'ajouter à la paréso-analgésie,
comme elle s'ajoute à nombre d'affections nerveuses, et qu'on peut voir l'hémianesthésie hystérique
se superposer à l'anesthésie propre à la maladie de
Morvan.

En 1890, la thèse de Louazel complète l'étude de
l'affection.

En 1891, M. le professeur Charcot publie un article dans la *Gazette hebdomadaire de Médecine et de
Chirurgie* dans lequel il établit l'identité et l'unité
de la maladie de Morvan et de la syringomyélie.

— 11 —

La même année une thèse de Pervès revient sur ces deux affections et l'auteur conclut que syringomyélie et maladie de Morvan sont deux affections bien distinctes.

Morvan, revenant aussi sur la question, publie une série d'articles où il discute la théorie de M. Charcot et revendique l'autonomie de l'affection qu'il a le premier signalée.

En 1893, une nouvelle théorie émise par Zambaco-Pacha de Constantinople, englobe syringomyélie, maladie de Morvan, sclérodermie dans une même manifestation à laquelle il donne le nom de Léprose. Tous les malades examinés par Morvan sont des Lépreux.

En 1895, la thèse de Lardeux appuie la théorie précédente.

En 1899, la thèse de Perrin conclut à la séparation de la lèpre et de la maladie de Morvan.

Depuis la publication de Charcot, une foule d'observations apparaissent dans les différents journaux médicaux. Les auteurs sont partisans, les uns de l'unité, les autres de la dualité de l'affection : la question semble comme embrouillée à plaisir et la confusion paraît complète.

SYMPTOMATOLOGIE

Le panaris de Morvan localisé aux extrémités inférieures, tel que nous l'avons observé sur le malade
dont nous publions l'observation, possède les mêmes
symptômes que lorsqu'il affecte le membre supérieur. Là encore il se présente avec des signes tellement caractéristiques que nous ne croyons pas la
confusion possible et le diagnostic s'impose d'emblée pour quiconque a assisté à l'évolution d'un de
ces panaris qui constituent le fond même de la
maladie que nous nous proposons de décrire.

Au membre inférieur, l'apparition du panaris de
Morvan est précédée d'une longue période dans
laquelle les troubles nerveux occupent la première
place. C'est d'abord un engourdissement des jambes
qui apparaît brusquement et qui s'accentue peu à
peu ; les jambes deviennent lourdes, difficiles à
manœuvrer et selon la comparaison de notre
malade, il semble que d'énormes semelles de plomb
soient fixées sous la plante du pied.

Plus tard, ce sont des sortes de douleurs névralgiques qui apparaissent.

Elles présentent dans notre cas une disposition un peu spéciale : ce sont de véritables commotions électriques qui se produisent au moindre contact et arrachent au malade des cris de douleur. Ces douleurs extrêmement violentes naissant au point touché et s'irradiant rapidement à tout le membre inférieur, laissent après elles une sensation d'engourdissement, un véritable état de crampes, très pénible pour le patient.

A la même époque, un fait dû au hasard nous permet de constater qu'il existe déjà des troubles de la sensibilité. Le malade se fait en se chauffant une large brûlure au pied gauche et son attention n'est nullement éveillée par la souffrance, ce qui ne laisse pas que de le surprendre beaucoup.

Cette période de névralgies et d'anesthésie commençante, due à l'envahissement progressif du système nerveux périphérique, a une durée variable. Elle a été de dix mois dans le cas qui nous occupe. Elle fait place bientôt à une phase nouvelle qui est le point le plus saillant dans l'histoire de l'affection : nous voulons parler des panaris à répétition.

A ce moment, en effet, le pied présente d'emblée plusieurs panaris qui, tous, s'accompagnent des phénomènes ordinaires de l'inflammation : rougeur, chaleur et même légère douleur. Ces panaris s'ouvrent spontanément et se terminent par la nécrose d'une ou de plusieurs phalanges. Le même phénomène se reproduit à des intervalles plus ou moins éloignés ; après avoir envahi l'un des membres inférieurs, après l'avoir frappé de paralysie et d'analgésie et l'avoir mutilé par une série de panaris aboutissant tous à la nécrose, le mal passe d'un membre au membre du côté opposé où il tourne dans le même cercle et occasionne les mêmes désordres.

Cette affection décrite dans ses grandes lignes, nous allons aborder l'étude des troubles trophiques variés qui en accompagnent constamment l'évolution.

Analgésie. — Les panaris au moment de leur apparition, sont tous précédés, comme nous l'avons vu, de douleurs névralgiques; mais ces douleurs mêmes ne sont pas en rapport avec les dégâts que nous avons sous les yeux. Cette analgésie est le fait qui a le plus vivement frappé l'imagination de Morvan : « Le premier cas soumis à notre observation, dit-il, dans son mémoire, remonte bien loin dans nos souvenirs. C'était un homme de 60 ans qui se présentait avec un panaris à l'un des doigts de la main.

La main et tout l'avant-bras étaient enflés. Nous constatons la nécrose de la phalange unguéale et lui proposons de pratiquer une incision pour arriver à l'extraction. Et, comme le malade n'acceptait qu'avec un entrain modéré, nous ajoutons que l'incision serait comme un éclair, qu'il n'aurait pas le temps de souffrir. Nous procédons à l'incision qui fut une assez large entaille. Quelle ne fut pas notre surprise de voir le calme de ce brave homme qui, à nos yeux, n'était pas précisément un héros et qui,

cependant, n'avait pas sourcillé ! Pas une plainte !
Il eût été de bois qu'il n'en eût pas été autrement.
C'est qu'il n'avait pas souffert, mais pas du tout
souffert, nous affirmait-il. »

L'analgésie est constante dans cette affection et
elle s'accompagne à peu près constamment d'anesthésie. La sensibilité au contact n'existe plus et la
thermo-anesthésie est de règle.

Parésie. — Les membres envahis présentent
d'abord cet engourdissement dont nous avons parlé,
puis de la parésie et, au bout de plusieurs années,
une véritable paralysie. Chez notre malade, les
extenseurs des orteils et les fléchisseurs sont atteints,
les mouvements n'existent presque plus et dispa-
raissent progressivement.

Gonflement des extrémités. — Les membres frap-
pés de parésie ont un aspect tout particulier. Ils sont
le siège d'un gonflement notable, surtout en hiver.
Ce gonflement qui domine au pied remonte sur la
jambe : c'est un œdème dur qui ne conserve pas
l'empreinte du doigt et qui devient plus prononcé
pendant le cours d'un panaris. A ce moment, la tuméfaction inflammatoire vient se joindre à l'empâte-
ment habituel.

Gerçures. — Il existe aussi de nombreux troubles
d'ordre trophique, ce sont des ulcérations, des gerçures qui apparaissent au niveau des plis naturels
et qui s'exaspèrent pendant la saison froide.

Troubles vaso-moteurs. — Les troubles vaso-moteurs sont manifestes, la peau des extrémités inférieures est rouge, violacée et le moindre attouchement y détermine des traînées rouges persistantes.

A noter de plus, une différence notable de température entre les extrémités inégalement paralysées. Dans le cas qui fait le sujet de notre observation, nous avons noté une différence de 3°.

Etat général. — Au milieu de tout ce désordre, la santé générale est excellente. Le malade mange et dort bien : son sommeil n'est interrompu que pendant deux ou trois jours à la naissance d'un panaris.

Tel est l'ensemble des symptômes qui caractérise la paréso-analgésie des extrémités inférieures.

OBSERVATION

OBSERVATION

(personnelle).

M...... Joseph, âgé de 57 ans, exerce la profession de litier ; il entre à l'Antiquaille le 11 octobre 1891.

Antécédents héréditaires. — Père mort à 57 ans d'affection inconnue. Mère morte à 80 ans : ne paraissent pas avoir eu affection semblable à celle que présente notre malade. Durant leur vie bonne santé habituelle, pas de lèpre.

Antécédents personnels. — Avant le début de l'affection actuelle, le malade s'est toujours bien porté, sauf en 1883 où l'on note quelques maux d'estomac, imputables aux excès de boisson qu'il faisait à ce moment et qui disparurent d'ailleurs assez rapidement.

Au mois de mars 1883, le malade sentit brusquement ses jambes devenir lourdes, surtout la jambe gauche : il n'y avait à ce moment, ni enflure, ni douleur. Cet état dura dix mois, et c'est en janvier 1884, qu'apparut la première manifestation de l'affection actuelle. Dans les deux jambes, de violentes commotions accompagnées de douleurs se produisent au moindre contact. En même temps, au pied gauche, les trois doigts du milieu enflent, deviennent rouges, puis s'ouvrent spontanément et éliminent chacun un petit os blanc comme de la nacre et de la grosseur d'une lentille. Durant toute l'évolution de ce

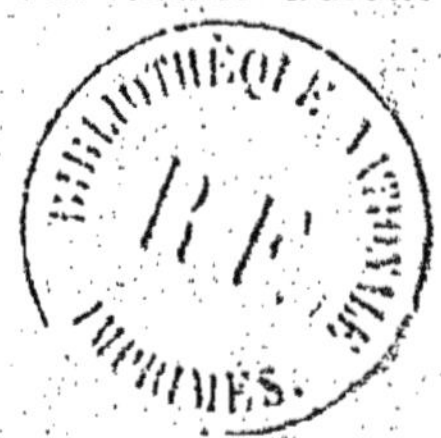

que le malade compare à un furoncle, il n'a été ressenti aucune douleur dans les doigts atteints. Après l'élimination de ces trois os, les plaies se ferment rapidement.

A ce moment une nouvelle poussée se produit au pied droit, sur la partie dorsale du petit doigt : le mal évolue comme au pied gauche en trois semaines environ.

A partir de ce jour, le malade n'a plus que quelques rares moments de répit : en 1885, il part pour l'Amérique et successivement presque tous les doigts des deux pieds ont été atteints. A l'apparition de chaque panaris, le malade éprouve de violentes douleurs, puis tout rentre dans le calme, mais au niveau des plis digitaux, le malade conserve en permanence des gerçures qui s'exaspèrent avec l'apparition du froid.

Après un séjour de 9 ans dans la République Argentine, incapable de tout travail, le malade rentre en France et demande son admission à l'Antiquaille.

11 octobre 1894. — Au pied gauche : ulcération irrégulière large comme une pièce de un franc environ, immédiatement en arrière du gros orteil. Sous la tête du 5e métatarsien, petite ulcération de 4 à 5 m/m de diamètre.

Au pied droit : 3 petites ulcérations sous les têtes des métatarsiens. Elles sont assez profondes. Un fragment osseux s'est éliminé de l'une d'elles.

Tous ces ulcères sont durs, cornés et insensibles.

5 janvier 1895. — Nouvelles ulcérations donnant issue à une grande quantité de liquide séreux. Œdème très accusé remontant le long de la jambe.

19 décembre 1895. — Le malade rentre pour les mêmes lésions des deux pieds.

Du côté droit on observe surtout une hypertrophie et un œdème des orteils et du cou-de-pied, avec déplacement des orteils et par place état rugueux et chagriné de la peau. Ulcération de peu d'étendue à la face plantaire du gros orteil.

A gauche, lésion plus étendue : elle atteint à la face inférieure du gros orteil une longueur de 6 c/m environ sur une largeur moyenne de 3 c/m.

Autre petite ulcération à la face plantaire du 5e orteil. Œdème dur, tendu, non douloureux de la partie inférieure de la jambe.

Urines normales, ni sucre, ni albumine.

7 février. — Au toucher, le pied droit paraît plus froid que le gauche. Température locale du pied droit 35°3,
du pied gauche 28°1

18 mars. — Le malade sort. Ulcérations de la face plantaire sont complètement cicatrisées, mais la déformation persiste.

11 septembre 1896. — Le malade rentre aujourd'hui porteur d'une ulcération fissuraire à la face plantaire du pied droit. Au pied gauche, ulcération profonde, située dans l'angle formé par le gros orteil avec la face plantaire du pied. Autre lésion dans l'espace situé entre le 1er et le 2e orteil du pied gauche. Les deux pieds sont déformés, œdématiés et l'œdème remonte jusqu'au milieu des deux jambes.

L'analgésie existe sur tous les orteils où l'on enfonce une épingle sans que le malade accuse autre chose qu'une sensation de simple contact. A la plante du pied, sensibilité à peu près normale. Perception assez nette de la chaleur, mais cependant avec un retard assez notable.

18 août 1899. — Le malade, qui est rentré à l'hôpital depuis quelques jours, éprouve des douleurs lancinantes dans le pied droit. A la face plantaire du 3e orteil nous assistons à l'évolution d'un panaris qui passe par toutes ses phases successives de rougeur, tuméfaction, chaleur et qui s'ouvre spontanément, laissant la place à une ulcération semblable à toutes les précédentes.

Disparition de la sensibilité thermique au niveau des zones analgésiées.

6 septembre 1899. — L'ulcération précédente est presque complètement cicatrisée. Le malade est en état de quitter de nouveau l'hôpital.

Actuellement, les deux pieds sont déformés, œdématiés ; ils sont violacés, les mouvements des articulations ont presque complètement disparu ; la paralysie des extenseurs et des fléchisseurs est à peu près complète : les doigts, réduits à l'état de moignons, présentent des troubles des différentes sensibilités.

Au pied droit, l'anesthésie et l'analgésie sont complètes à la face dorsale et plantaire des trois premiers orteils ; les deux autres orteils sont respectés.

Au pied gauche, anesthésie et analgésie totale à la face plantaire de l'articulation métatarso-phalangienne du gros orteil.

Sur la face dorsale des orteils, sensibilité conservée.

Aux deux pieds, l'analgésie et l'anesthésie sont distribuées par plaques sur la face dorsale du pied, au niveau de la tête des métatarsiens.

Le pied droit est toujours plus froid que le gauche.

Aux deux jambes, retard notable de la sensibilité au tact et à la chaleur.

Les réflexes rotuliens sont légèrement exagérés.

Aucun signe de tabes.

L'état général est bon.

DIAGNOSTIC AVEC LE MAL PERFORANT PLANTAIRE

Lorsque nous avons examiné pour la première fois le malade qui fait le sujet de ce travail, c'était à la période des ulcérations consécutives à l'éclosion d'un panaris ; nous avons été tenté au premier abord de porter le diagnostic de mal perforant plantaire, car, il faut le dire, l'ulcération en elle-même et à première vue ne présente pas de caractères bien spéciaux. Partant de cette idée, nous avons interrogé le malade, mais rien dans ses antécédents ne pouvait nous expliquer la cause de cette affection : pas de syphilis, pas de tabes, pas de paralysie générale, pas d'atrophie musculaire, pas de diabète, enfin rien qui puisse nous renseigner. Songeant aussi à l'influence des pressions répétées, signalée par le professeur Tillaux, l'interrogatoire du malade ne nous donna encore aucune satisfaction.

Nous étions encore dans l'incertitude, lorsque nous eûmes l'occasion de voir évoluer sous nos yeux un de ces panaris qui engagea notre diagnostic dans une autre voie.

Quelle différence, en effet, dans la période qui précède l'ulcération : dans le mal perforant plantaire, c'est généralement un durillon qui marque le début de l'affection ; soumis à une pression continue, l'épiderme s'épaissit et une bourse séreuse se forme sous le durillon. Le derme s'enflamme et par suite du processus inflammatoire, il se forme entre l'épiderme et le derme, une cavité remplie de liquide séro-sanguinolent.

L'épiderme arraché par le malade, met à nu le derme légèrement ulcéré et à cette période de début, fait suite une seconde période, celle de l'ulcération.

Le panaris de Morvan évolue d'une façon tellement différente qu'il n'est pas possible de le méconnaître. Au lieu d'un durillon, nous voyons ici apparaître de l'inflammation, de la chaleur, de la rougeur dans le doigt atteint et ceci est tellement net que notre malade nous a plusieurs fois comparé à un furoncle ce qu'il voyait se passer dans ses orteils. Au bout de quelques jours l'épiderme se perfore, donnant issue à un liquide séro-purulent, puis une ulcération se forme.

A la période des ulcérations, les deux affections sont difficiles à différencier, car dans l'une et dans l'autre, les caractères sont identiques : même aspect, mêmes troubles de la sensibilité. Les trois modes de la sensibilité sont souvent pervertis et même abolis. L'anesthésie est généralement associée à l'analgésie et souvent, à la thermo-anesthésie. Ce n'est donc pas là que nous pouvons trouver un élément de diagnostic.

Mais parmi les troubles trophiques, il en est encore qui peuvent servir à différencier les deux affections, nous voulons parler des gerçures que l'on rencontre presque constamment chez les malades atteints de paréso-analgésie. Ces gerçures présentent bien, à part la forme, l'aspect de l'ulcère perforant ; mais dans le mal perforant, l'ulcère est de forme arrondie, tandis que dans la paréso-analgésie, c'est une crevasse ayant de 3 à 4 $^{m/m}$ de profondeur, sur une longueur de 2 à 3 cent., reposant sur une plaque épidermique, mais située au niveau des plis naturels de la face plantaire.

De plus, nous avons remarqué la guérison rapide et constante des gerçures paréso-analgésiques, tandis que dans le mal perforant, les ulcérations résistent souvent à tous les moyens.

Telles sont les différences essentielles qui permettent de ne point confondre la paréso-analgésie des extrémités inférieures avec le mal perforant plantaire.

DIAGNOSTIC AVEC LA LÈPRE SYSTÉMATISÉE NERVEUSE

Depuis la publication de M. Zambaco qui fait de la maladie de Morvan et de la syringomyélie des modalités différentes de la lèpre, le clinicien est souvent fort embarrassé pour établir un diagnostic ferme entre ces affections. « Cette maladie de Morvan, dit Gombault, établie à l'aide des seules données cliniques, qui ne possède encore aujourd'hui qu'une anatomie-pathologique un peu indécise, une étiologie absolument inconnue, M. Zambaco la revendique tout entière et l'inscrit au compte de la lèpre. Les malades atteints de maladie de Morvan sont tous pour lui des lépreux.

On sait, du reste, que les revendications de M. Zambaco ne s'arrêtent pas là, qu'il réclame aussi comme relevant de la lèpre, la sclérodermie, la sclérodactylie et cet ensemble complexe qu'on désigne sous le nom d'asphyxie locale des extrémités, ou maladie de Raynaud.

Pour M. Zambaco, toutes ces maladies nouvelles, ainsi qu'il les dénomme, qu'on s'efforçait jusqu'ici de distinguer les unes des autres en invoquant des caractères cliniques et anatomiques qui sont loin d'être négligeables, doivent se fondre dans une grande entité morbide étiologiquement bien définie, la lèpre et ses formes atténuées, entité qui dans son ensemble prendrait le nom de léprose. La large synthèse qu'il propose est assurément séduisante. Elle ferait l'unité dans un groupe d'espèces morbides passablement disparates ; elle fournirait pour chacune d'elles une notion étiologique précise qui, jusqu'ici leur a fait défaut. »

Mais cette théorie ingénieuse, il faut le reconnaître, ne peut pas nous satisfaire complètement, car si les manifestations nerveuses de la lèpre, ont quelque analogie avec les troubles trophiques et sensitifs observés dans la maladie de Morvan, il est bien des points de détail sur lesquels ces deux affections diffèrent et ce sont ceux que nous allons essayer de mettre en lumière, en restant toujours sur le terrain clinique.

Nous envisagerons les deux affections au point de vue de leurs signes prodromiques, puis nous comparerons les lésions à leur phase d'évolution.

La lèpre est une maladie caractérisée par la production de néoplasies, dont la marche est essentiellement chronique, très lente et qui n'ont presque pas de tendance à nécrobiose. Ces néoplasies se localisent de préférence dans le système nerveux périphérique et donnent naissance à la lèpre anesthésique ou tropho-névrotique, dite lèpre systématisée nerveuse.

Les prodromes qui constituent la période d'invasion sont ceux que l'on trouve généralement au début de bien des maladies infectieuses; tels sont la céphalalgie, l'abattement, la tendance au sommeil, des troubles digestifs et respiratoires. Généralement le début est marqué par des accès de fièvre intense qui ressemblent aux accès de fièvre paludéenne, mais en diffèrent essentiellement par leur apparition vespérale.

A cette période on observe déjà aux membres inférieurs des troubles nerveux qui consistent en picotements, fourmillements et parfois mêmes douleurs intenses, localisées le plus souvent au gros orteil et simulant un accès de goutte. Un signe sur lequel insiste beaucoup M. Jeanselme, ce sont les épistaxis répétées dues à une congestion intense de la pituitaire par pénétration du bacille de Hansen.

Le premier signe objectif est l'apparition sur les téguments de macules hyperhémiques. Cet exanthème n'est que passager et ne devient pas néoplasique, mais au contraire cède le pas aux phénomènes nerveux.

Ces plaques érythémateuses deviennent bulleuses, s'emplissent d'un liquide citrin, qui devient bientôt purulent, puis elles ne tardent pas à crever: des croûtes se forment, laissant bientôt la place à des cicatrices nacrées, entourées d'un liseré brunâtre.

C'est, généralement sur le dos de la main et des pieds, sur la partie postérieure du coude et la région prérotulienne que siège cet exanthème. Il a une valeur diagnostique incontestable, car non seulement, il peut exister à toutes les périodes de la lèpre anesthésique, mais dans bien des cas, il a été le seul symptôme observé.

A ce moment, les troubles nerveux prennent une importance considérable ; à côté de troubles de la nutrition consistant dans la chute des poils et des ongles apparaissent, localisées surtout au sciatique, au cubital et au trijumeau, des douleurs névralgiques intolérables qui plongent le malade dans un état de prostration extrême et qui sont l'indice de la souffrance du système nerveux périphérique en voie de désorganisation. C'est d'abord une hyperesthésie considérable ; le moindre frôlement arrache au malheureux lépreux des cris de souffrance. Les malades ne peuvent plus marcher, tellement la pression du pied sur le sol est douloureuse.

Danielsen dit que, quand l'hyperesthésie a une certaine durée, le moindre attouchement provoque dans le corps des sensations semblables à des secousses électriques : le malade est obligé de garder le lit, et lorsque l'hyperesthésie est à son comble, il ne souffre même plus le contact des draps.

Cette hyperesthésie peut durer des années, mais bientôt elle fait place à une anesthésie dont l'étendue est en rapport avec l'étendue du système nerveux désorganisé. C'est à partir de ce moment que nous allons assister à l'apparition de tous les phénomènes consécutifs à cette dégénérescence.

Le malade sent un engourdissement lui envahir les membres, les douleurs calmées font place à l'atrophie et à l'anesthésie. Cette atrophie débute par l'extrémité libre des membres et remonte peu à peu vers leur racine. Au membre inférieur, l'atrophie frappe les muscles du pied et plus particulièrement les péroniers, les extenseurs des orteils, les fléchisseurs du pieds ; le membre inférieur prend la forme du pied bot paralytique.

Dans quelques cas ce sont les muscles de la face qui sont atteints les premiers.

Les troubles trophiques se manifestent de différentes façons : les ongles et les poils tombent, la peau se ride, se dessèche, se fendille et sous la pression des extrémités osseuses, apparaissent des ulcérations plates qui n'ont aucune tendance à la guérison.

Ces ulcérations gagnent en profondeur, détruisent tous les tissus sur leur passage et aboutissent enfin à l'élimination des os sous-jacents.

A la longue les os du tarse, du métatarse et des phalanges rongés par la nécrose finissent par s'éliminer.

La mutilation peut encore se produire par un véritable phénomène de résorption spontanée.

Tels sont les grands symptômes qui caractérisent l'évolution de la lèpre systématisée nerveuse.

Si à côté de ce tableau, nous plaçons celui qui nous est fourni par l'étude du syndrome de Morvan, quelle différence dans les débuts, quelle différence aussi dans l'évolution complète de l'affection. Au lieu de cette longue période prémonitoire, caractérisée par des phénomènes d'ordre infectieux, au lieu d'un d'exanthème précurseur de lésions nerveuses, nous observons dans le syndrome de Morvan un début brusque par des douleurs névralgiques intenses ou bien dans certains cas un engourdissement progressif des membres, comme cela a lieu chez le malade qui fait le sujet de notre étude. Ces douleurs névralgiques qui accompagnent très souvent le début de l'affection ne présentent pas le même caractère que celles de la lèpre ; comme intensité elles sont semblables mais au lieu d'être persistantes et de durer des années comme nous l'avons vu dans la lèpre, elles surviennent ici par crises, reparaissent à chaque poussée nouvelle et précèdent souvent l'évolution du panaris.

La durée de cet état de crises varie de quelques jours à quelques semaines

Parfois même ces douleurs du début sont si peu fortes que certains malades, déjà profondément atteints, ne les ont jamais soupçonnées.

Donc, différences notables dans le début des deux affections.

Si maintenant nous comparons le mode d'évolution des troubles trophiques, quelles différences entre l'apparition de ces ulcérations siégeant au niveau des extrémités osseuses, débutant par l'épiderme et gagnant peu à peu les couches profondes que nous avons observées dans la lèpre, et l'évolution de ce panaris analgésique que nous avons vu débuter dans les couches profondes, s'accompagner de rougeur, de tuméfaction, de chaleur, gagner peu à peu l'épiderme, le perforer et donner issue à un fragment osseux.

Pour quiconque a assisté à cette évolution, nous ne voyons pas la confusion possible.

L'étude de l'anesthésie nous fournit encore des différences remarquables. Nous empruntons ce qui suit au travail du Dr Sterlin sur la sensibilité dans la lèpre : « Au membre inférieur, l'anesthésie débute par le gros orteil et le bord interne du pied, fréquemment aussi par son bord externe. A la même époque, une longue bande d'anesthésie commençant au bas de la jambe ou sur le pied, s'élève graduellement sur le versant externe du membre et atteint le genou, le milieu de la cuisse ou même la région trochantérienne, sur laquelle il s'étale en raquette. Mais ce type du début se déforme assez rapidement et devient segmentaire. Les divers rubans situés le long des bords interne et externe du pied s'élargissent et arrivent à se fusionner sur les faces dorsale et plantaire. Le pied est alors chaussé d'une bottine d'anesthésie remontant plus ou moins haut.

Souvent la sensibilité est conservée sur quelques-uns des orteils et sur un espace circonscrit occupant le centre de la semelle plantaire.

Tandis que les diverses bandes d'anesthésie se fusionnent au pied, sur le reste du membre, la bande externe s'élargit, en gagnant plus rapidement la face postérieure que la face antérieure, de sorte que l'anesthésie reste longtemps limitée au versant postéro-externe du membre. Plus tard, la gouttière anesthésique se complète et il ne subsiste plus entre

ses lèvres qu'une bande sensible, située à la partie
antéro-interne du membre. Celle-ci finit elle-même
par disparaître, laissant seulement quelques pla-
cards situés ordinairement près de la racine de la
cuisse, à sa partie interne.

L'anesthésie segmentaire peut ne pas remonter
au-delà des chevilles ou du bas de la jambe ; elle
peut, au contraire, dépasser le genou et atteindre la
racine du membre. Comme au bras, la ligne de dé-
marcation est souvent irrégulière et le passage à la
zone sensible s'effectue sans transition brusque.

Quand l'anesthésie recouvre la totalité du membre
inférieur, elle laisse ordinairement en avant, au-des-
sous du pli de l'aine, une zone au niveau de laquelle
la sensibilité est peu altérée.

En arrière et en haut, l'anesthésie se termine en
raquette qui couvre le versant postéro-externe des
fesses. Souvent les deux raquettes se fusionnent sur
la ligne médiane ; il en résulte une vaste nappe d'insensibilité qui se perd dans l'anesthésie de la
région dorso-lombaire ou qui est limitée par une
courbe à convexité supérieure, au niveau de la crête
iliaque. »

Dans la lèpre, la sensibilité peut être abolie en ses
divers modes, mais c'est l'exception ; en général,
l'anesthésie est dissociée, certaines formes de la
sensibilité subsistant encore, tandis que les autres
ont disparu. D'une façon presque absolue, la sensibilité tactile est conservée avec plus ou moins d'in-
tégrité.

Dans la maladie de Morvan, les troubles sensitifs

ne se présentent pas avec cette régularité et cette symétrie. Chez le malade qui fait le sujet de notre étude, nous n'avons rien observé d'analogue à ce que nous venons de décrire. La sensibilité est normale aux deux jambes ; seuls quelques orteils présentent une analgésie complète accompagnée d'anesthésie avec disparition de la sensibilité au contact. C'est ainsi que nous avons pu traverser de part en part, avec une aiguille, le derme de plusieurs orteils, sans que le malade accuse non seulement la moindre douleur, mais encore sans qu'il ait eu conscience que nous l'eussions touché.

Cette absence de dissociation des sensibilités a, au point de vue clinique, une importance considérable, car elle est caractéristique du syndrome de Morvan.

Disons maintenant, pour terminer ce parallèle clinique, que les taches achromatiques et hyperchromiques font défaut dans la maladie de Morvan, tandis qu'on les trouve régulièrement signalées dans les cas de lèpre européenne rapportés par M. Leloir. D'autre part, nous notons chez notre malade de l'exagération des réflexes tendineux et rien de semblable n'a jusqu'ici été mentionné dans la lèpre.

Dans la paréso-analgésie, nous avons une teinte asphyxique des extrémités atteintes, un œdème dur et peu accessible aux empreintes digitales, s'exagérant l'hiver, enfin la différence parfois énorme de température entre les extrémités diversement atteintes (3° dans le cas qui nous occupe) autant de troubles que nous n'avons nulle part trouvées signalés dans la lèpre.

Quand nous aurons ajouté que notre malade n'a aucun ascendant atteint de lèpre et qu'il n'a jamais séjourné dans un pays où règne cette affection, nous nous croirons autorisé à admettre une étiologie différente, sans toutefois nous prononcer sur sa nature.

DIAGNOSTIC AVEC LA SYRINGOMYÉLIE

Parmi les affections que l'on a mises en avant pour enlever à la maladie de Morvan cette autonomie tant réclamée par celui qui nous en donna la première description, la syringomyélie est assurément celle qui a soulevé les plus vives discussions.

Dans un article de la *Semaine Médicale* du 11 décembre 1889, publié par Charcot, nous trouvons ce qui suit : « Certains auteurs ont voulu rapprocher la maladie de Morvan de la syringomyélie ; il y a des points de ressemblance entre les deux affections, mais à côté de cela, il y a de grandes dissemblances ; et aujourd'hui on sait que les lésions anatomiques ne sont pas les mêmes dans les deux cas ; la maladie de Morvan correspond donc à un groupe de faits bien homogènes et spéciaux. » Pour établir ce qui précède, il se base sur une autopsie faite par Gombault dans laquelle les lésions rencontrées sont bien différentes de celles de la syringomyélie.

Puis dans un autre article du 11 avril 1891, le même auteur se prononce catégoriquement pour l'unité des deux affections. « Il est devenu clair, dit-il, que, de

par la clinique, comme de par l'anatomie pathologique, syringomyélie et maladie de Morvan ne font
qu'un. Toutefois en raison de leurs caractères spéciaux, certaines formes de la syringomyélie devront
être vraisemblablement signalées à part et, parmi
elles, il en est une qui, entre toutes, méritera d'oc-
cuper la première place. Il ne sera que juste de la
désigner du nom de l'observateur pénétrant et habile
qui a su le faire sortir du chaos et lui donner la vie
clinique. Je vous proposerai, en conséquence, d'ap-
pliquer à cette forme la dénomination de syringomyélie, type Morvan. »

A partir de ce moment, une confusion évidente se
produit et dans toutes les observations publiées, il
semble qu'on ait embrouillé à plaisir la question.
Sans doute ce qui fait la confusion et l'intrication du
problème, c'est que ces deux syndromes cliniques
ont été tantôt identifiés, tantôt complètement séparés
par des médecins qui se plaçaient à des points de
vue différents.

La maladie de Morvan est un sydrome clinique
caractérisé par un tableau symptomatique et dont
l'histoire anatomique est encore à l'état embryon-
naire ; la syringomyélie est au contraire caractérisée
par son histoire anatomique (cavité de la moelle).
Dans la première, en un mot, ce qui domine, c'est
le tableau symptomatique ; dans la seconde, c'est le
fait anatomique.

On comprend que ce fait anatomique puisse se
trouver dans la maladie de Morvan, sans que pour
cela les maladies soient identiques.

Nous croyons donc qu'il faut distinguer le syndrome syringomyélique et la maladie syringomyélique.

Le syndrome peut se trouver dans la maladie de Morvan, comme il peut faire partie de l'hystérie ; et la première autopsie de maladie de Morvan prouve que la moelle ne renfermait pas de cavités.

Mais, laissant de côté les arguments tirés de l'examen anatomo-pathologique, nous nous proposons d'établir que, tout en restant sur le terrain clinique, il est possible de faire le diagnostic entre la syringomyélie et la maladie de Morvan, car malgré les opinions émises à ce sujet nous sommes encore partisans de la dualité.

Nous allons donc passer en revue aussi complètement que possible la symptomatologie de ces deux affections et essayer de mettre en lumière les points caractéristiques qui pourront aider à trancher le diagnostic.

Ce n'est pas en envisageant la question dans les grandes lignes que nous pourrions trouver des arguments en faveur de notre théorie car, dans les deux affections qui nous occupent, parésie, anesthésie, thermo-anesthésie et panaris à répétition sont des symptômes communs. Mais si nous examinons de plus près chacun de ces grands symptômes, si nous en suivons pas à pas l'évolution et si nous en analysons les caractères dans le détail, nous serons rapidement convaincus de leur processus différent.

Le début de l'affection par le membre inférieur est aussi rare dans un cas que dans l'autre, et dans nos nombreuses recherches nous n'en avons trouvé aucune observation. En tout cas, on verra au cours de ce parallèle clinique queles symptômes que nous avons observés sur notre malade, sont loin d'être identiques à ceux que l'on décrit dans la syringomyélie. Procédons donc à cet examen de détails.

DE LA THERMO-ANESTHÉSIE

Si nous commençons ce chapitre par l'étude de la thermo-anesthésie c'est que chez notre malade, comme chez la plupart de ceux qui ont fait l'objet des observations de syringomyélie pure, nous avons remarqué que le sens thermique était en réalité atteint le premier. Une enquête minutieuse sur l'histoire antérieure des malades donne parfois des résultats bien intéressants : on apprend qu'ils étaient sujets à se brûler sans le savoir, souvent même sans le sentir ; on retrouve sur leur corps des cicatrices de brûlures remontant à une époque très éloignée. C'est généralement une brûlure faite dans ces conditions qui donne l'éveil au malade et lui fait consulter un médecin. C'est ce que nous avons appris de la bouche même du malade qui fait le sujet de notre observation, car ce fut une brûlure au pied dont dont il s'aperçut, par hasard, qui motiva sa première consultation.

Mais si la thermo-anesthésie existe au début dans les deux affections, elle présente des caractères différentiels bien importants : dans la syringomyélie elle est presque toujours bilatérale d'emblée et quand il n'en est pas ainsi, elle occupe un segment de membre ; on remarque constamment que ce segment est limité par une ligne horizontale et circulaire, perpendiculaire à l'axe du membre inférieur : c'est comme dans l'hystérie, l'anesthésie dite « en gigot », de M. Charcot.

Sur un schéma, on dirait que le malade a des bas d'insensibilité thermique.

Dans la paréso-analgésie des extrémités inférieures, nous avons vu tout d'abord l'affection débuter par l'un des deux côtés pour s'étendre à l'autre, puis au lieu de cette transition brusque entre les zones insensibles et les zones sensibles, c'est au contraire une transition graduelle n'affectant aucune forme déterminée et ne pouvant en rien se comparer à l'anesthésie « en gigot » de M. Charcot.

DE L'ANALGÉSIE

Dans la syringomyélie, l'analgésie accompagne d'une façon presque constante la thermo-anesthésie.

Cette analgésie est souvent absolue, c'est-à-dire que le malade n'a plus conscience de la douleur : on peut le piquer, le pincer violemment, traverser la peau avec une épingle : il n'accuse qu'une sensation de contact.

Dans la maladie de Morvan, même insensibilité, mais plus complète encore. Une des conséquences de cette analgésie, c'est l'absence de douleur qui étonne lorsqu'on fait des incisions dans les doigts malades, dans les articulations elles-mêmes :

« La première fois que nous avons été témoin du phénomène, nous avons été émerveillé, dit Morvan, mais depuis, nous avons vu la chose se renouveler si fréquemment, qu'aujourd'hui nous serions plus étonné en pareille circonstance d'entendre crier le malade. »

De fait, on taille le doigt, on fouille dans la plaie pour arracher les phalanges nécrosées et « le malade ne bouge pas plus qu'un mort ».

Donc, dans les deux affections, anesthésie considérable, mais ce qu'il est important de noter et ce que l'on voit dans notre cas, c'est la disparition complète de la sensibilité au contact, caractère qui tranche nettement en faveur de notre diagnostic de maladie de Morvan.

Ce qui caractérise, en effet, le syndrome « dissociation syringomyélique » c'est l'absence de troubles de la sensibilité au contact. Le syringomyélique se rend compte du moindre frôlement ou attouchement, il localise exactement le point de départ de l'impression : il n'y a aucun retard dans la perception. Parfois, il est vrai, on a signalé que la sensibilité tactile a été plus ou moins atteinte : un attouchement au pinceau pouvait ne pas être perçu, mais une impression plus forte pouvait l'être ; en somme, le plus souvent la sensibilité tactile est simplement émoussée. « Mais d'après les observations les mieux contrôlées, dit Bruhl, nous n'hésitons pas à affirmer que la sensibilité tactile est exceptionnellement atteinte : ce sont précisément ces troubles dissociés de la sensibilité dans ses divers modes, qui impri-

ment un cachet vraiment spécial à la symptomatologie de la syringomyélie. »

Chez notre malade, cette insensibilité au contact
n'est pas seulement superficielle, car sans que nous
appelions son attention sur ce fait, il nous a lui
même raconté qu'il lui arrivait d'extraire avec son
couteau des parcelles de phalanges nécrosées, non
seulement sans éprouver aucune douleur, mais
même sans avoir conscience du chemin parcouru
par la lame, il était obligé d'avoir recours à un
miroir pour se rendre compte de ce qui se passait.

Il est donc bien évident que l'analgésie et l'anesthésie étaient complètes.

Quant à cette anesthésie tactile, elle ne se super-
pose pas exactement chez lui à l'analgésie, et dans
l'examen aussi complet que possible que nous
avons fait, nous avons observé notamment la per-
sistance de la sensibilité au contact sur ces plaques
d'anesthésie que nous avons décrites dans notre
observation sur la partie dorsale du pied, au niveau
des articulations métatarso-phalangiennes des trois
orteils du milieu.

TROUBLES DE LA MOTILITÉ

Les troubles de la motilité accompagnent à peu
près constamment les deux affections qui nous
occupent, mais avec une intensité bien différente.

Nous avons relu un certain nombre d'observations de syringomyélie et nous avons remarqué que
l'affection débute généralement par une atrophie

musculaire. Cette atrophie marche avec une rapidité variable, et progressivement elle a envahi les orteils, le pied et la jambe. Elle est précédée d'une période d'affaiblissement musculaire atteignant le plus souvent une grande intensité et aboutissant à la paralysie.

Les réflexes tendineux sont diminués, quelquefois abolis, mais jamais exagérés.

Dans la maladie de Morvan, ce que nous voyons apparaître tout d'abord c'est de la parésie, puis de l'atrophie musculaire. Cette atrophie est inégalement répartie dans les muscles, elle ne suit pas une marche déterminée et elle est beaucoup moins considérable que dans la syringomyélie.

C'est à peine si notre malade présente une atrophie marquée et le début de l'affection dont il est atteint remonte déjà à seize ans. Il a de la parésie des extrémités inférieures qui s'accentue lentement, néanmoins il marche sans trop de difficultés.

TROUBLES TROPHIQUES

Les troubles trophiques sont des plus variables, ils revêtent des formes tellement diverses qu'il est bon de les classer en quatre sous-divisions que nous allons passer en revue :

A. — Cutanés ;
B. — Sous-cutanés ;
C. — Articulaires ;
D. — Vaso-moteurs.

A. — *Troubles trophiques cutanés.*

Dans la syringomyélie, ces altérations de la peau sont très communes : l'épiderme est hypertrophié, il a une grande tendance à se fendiller, à se fissurer ; parfois il en résulte des crevasses, qui se cicatrisent difficilement. D'autres fois, au contraire, la peau devient lisse, violacée, ressemble à une pelure d'oignon et offre tous les caractères de la glossy-skin des auteurs anglais.

Au niveau des pieds et des orteils apparaissent les éruptions les plus diverses : eczéma, bulles, phlyctènes, pemphigus, herpès, toutes productions qui s'ulcèrent facilement, sont d'une cicatrisation difficile et tendent même à envahir les tissus voisins.

Chez notre malade, les extrémités inférieures sont gonflées, de coloration violacée à la face dorsale seulement, mais nous n'avons noté aucun des troubles que nous venons de décrire. Nous avons observé plusieurs fois des crevasses, mais seulement au niveau des plis naturels des orteils et la guérison en a été assez rapide.

B. — *Troubles trophiques sous-cutanés*

Ce sont les troubles trophiques sous-cutanés qui impriment à la maladie de Morvan un cachet vraiment spécial. Le panaris analgésique existe également dans la syringomyélie, il est à répétition, il peut envahir successivement les doigts. il peut

s'accompagner de nécrose de la phalange et déter-
miner des mutilations importantes, mais, disons
tout de suite qu'il est exceptionnel de le rencontrer
dans cette affection. Lorsqu'il existe, ainsi qu'en font
foi la plupart des observations, il détermine rare-
ment ces désordres graves, ces mutilations qui
appartiennent de préférence à la maladie de Morvan. Roth a trouvé quatre fois des panaris sur
quinze cas observés et encore n'affectaient-ils pas le
caractère de gravité que l'on voit dans la maladie de
Morvan.

Il suffit, en effet, de se reporter à l'observation que
nous publions pour se rendre compte des mutilations subies par notre malade. Les orteils ont tous
été successivement atteints, tous ont éliminé une
partie de leurs phalanges et sont réduits à l'état de
moignons informes donnant au pied une apparence
éléphantiasique; ce qui reste des orteils est déformé,
gonflé, méconnaissable en un mot.

Ne sont-ce pas là les caractères typiques du syndrome de Morvan?

Aussi nous pouvons dire avec M. Grasset : « Les
atrophies musculaires caractérisent la syringomyélie, tandis que les panaris analgésiques vrais sont
l'apanage de la maladie de Morvan. »

C. — *Troubles trophiques articulaires.*

Les arthropaties sont pour ainsi dire constantes
dans la syringomyélie et, parmi elles, la scoliose est
celle que l'on trouve mentionnée dans la plupart

des mémoires récents ; mais dans les cas où il n'est pas fait mention de l'état de la colonne vertébrale, cela ne veut pas dire d'une façon absolue, qu'il n'y ait pas eu altération du rachis : les auteurs n'ont pas cru utile de relever le fait, croyant à une simple coïncidence.

Cette scoliose affecte des degrés très variables : tantôt elle est peu prononcée, il faut la chercher et on ne la trouve qu'à l'inspection du malade nu ; d'autres fois, elle détermine une véritable difformité. Son siège de prédilection est la région dorsale.

La cyphose existe assez souvent seule ou associée à la scoliose.

On peut donc dire que la scoliose fait partie intégrante du syndrome syringomyélique.

Dans la maladie de Morvan, on a noté souvent aussi l'existence de la scoliose, mais tandis que dans la syringomiélie elle atteint une moyenne de 75 0/0 ; ici elle n'atteint guère que 25 0,0. Nous avons examiné à ce point de vue le malade dont nous publions l'observation, mais il n'y a rien à noter à la colonne vertébrale.

L'absence seule de cette scoliose ne nous permettrait pas évidemment de faire le diagnostic de maladie de Morvan, mais étant donné sa rareté relative dans cette affection, étant donné aussi la coïncidence de ce signe négatif avec tous les autres signes que nous avons décrits, il est incontestable qu'il a de la valeur.

D. — *Troubles vaso-moteurs.*

Les troubles vaso-moteurs sont très fréquents, mais ne possèdent pas exactement lesmêmes caractères dans les deux affections.

Dans la syringomiélie, ils consistent en troubles circulatoires se traduisant par le ralentissement ou par l'accélération de la circulation. Ces modifications de la circulation entraînent des modifications dans la température des parties affectées, mais comme les lésions sont symétriques, on ne trouve pas de différence de température entre les membres atteints. Ceux-ci sont cyanosés, axphyxiques, et les malades accusent tantôt des sensations de froid intense, tantôt des cuissons extrêmement pénibles et comparables à des brûlures.

Dans la maladie de Morvan, et en particulier dans le cas que nous signalons, les membres inférieurs sont violacés, tuméfiés, ils sont le siège d'un œdème dur et la plus simple irritation produit une rougeur persistante.

De plus, nous avons noté une irrégularité considérable de température entre les deux membres atteints: 35°8 au pied droit, et 38°1 au pied gauche. Ce signe est encore en faveur de notre diagnostic.

Enfin, la sécrétion sudorale n'est pas modifiée tandis que dans la syringomyélie elle est constamment augmentée surtout dans les régions où siège l'anesthésie.

CONCLUSIONS

1° Le panaris de Morvan n'a été signalé jusqu'ici aux extrémités inférieures que comme l'extension rare de l'affection siégeant au membre supérieur.

Il peut débuter par le pied et y rester localisé avec tout le cortège de symptômes qui constituent le syndrome de Morvan.

2° Il ne peut être confondu avec le mal perforant plantaire.

3° Il n'est pas une manifestation de la lèpre systématisée nerveuse.

4° Il n'est pas assimilable à la syringomyélie.

INDEX BIBLIOGRAPHIQUE

BERLEZ. — De la syringomyélie (*Gaz. hebd. de med. et de chirurgie*, 1889).

BERNHARDT. — Syringomyélie und Skoliose (*Centralblatt für Nervenheilkunde*, 1889.

BERTHELEMY. — Thèse de Paris, 1890.

BOYE. — Etude comparative sur certains troubles trophiques des extrémités (Th. de Paris, 1894).

BRIANCEAU. — Contribution à l'étude du champ visuel dans la syringomyélie et la maladie de Morvan (Th. de Paris 1891).

BRHUL. — Contribution à l'étude de la syringomyélie.

CHARCOT. — Maladie de Morvan (*Sem. méd.*, 11 décembre 1889). — Maladie de Morvan et syringomyélie (*Sem. med.*, 11 avril 1891).

CHIPAULT. — Le mal perforant (*Gaz. des hôpitaux*, 18 juillet 1891).

CRITZMANN. — Th. de Paris, 1892.

DÉJERINE et LELOIR. — Recherches anatomo-pathologiques et cliniques sur les altérations nerveuses dans certains cas de gangrène et dans la lèpre. (*Arch. de physiologie*, 1882).

DELSOL. — Th. de Paris, 1861.

DUPLAY et MORAT. — Nature du mal perforant. (*Arch. de méd.*, 1873).

ESTLANDER. — *Deutche Klinik*, 1871.

GASMEL. — Contribution à l'étude du mal perforant. (Th. de Paris 1898).

GOLDSCHEIDER. — Deux cas de maladie de Morvan. (*Sem. méd.*, 1898).

GUELLIOT. — *Gazette hebd. de méd. et de chirurgie*, 1883, p. 662.

HAYEM. — *Revue des sciences médicales*, 1885.

LABARRAQUE. — Art. lèpre du *Dict. de méd. et de chirurgie pratiques*.

LABBÉ. — Th. de Paris, 1897.

LANDOIS et MOSLER. — Etude sur les troubles dissociés de la sensibilité (*Berliner klin. Wochenschiff*, 1888).

LARDEUX. — Th. de Paris, 1895.

LAVALLE et CARVAJAL. — Nat. et pathogénie des trophonévroses (Th. de Paris, 1895.

MONOD et REBOUL. — Contribution à l'étude du panaris analgésique (*Arch. gén. de méd.*, juillet 1888).

MORVAN. — *Gaz. hebd. de méd. et de chirurgie*, de 1883 à 1897.

NÉLATON. — Affection singulière des os du pied (*Gaz. des Hôpitaux*, 1852).

OGER DE SPÉVILLE. — Maladie de Morvan (Th. de Lyon, 1888).

PÉRAISE. — *Arch. gén. de Méd.*, 1886.

PERRIN. — Etude sur la Lèpre (Th. de Lyon, 1899).

PERVÈS. — Syringomyélie et maladie de Morvan (Th. de Bordeaux, 1891).

QUINQUAND. — Le panaris nerveux (*France Méd.*, 1881).

RAYNAUD. — Asphyxie locale des extrémités (Th. de Paris, 1862).

ROTH. — Pathog. de la maladie de Morvan (*Arch. de Neurologie*, 1887).

SCHULTZE. — Zur Kenntniss du Lepra (*Deutches Arch. f. klinik. Med.*, 1888).

TILLAUX. — *Clinique chirurgicale*, T. II.

VIVILLE. — Gangrène des pieds d'origine nerveuse. (Th. de Paris, 1888).

VOLPER. — Troubles trophiques dans la lèpre (Th. de Paris, 1898).

ZAMBACO-PACHA. — Etat de nos connaissances actuelles sur la lèpre (*Sem. Méd.*, 1893).

75.833. — Impr. P. Legendre & Cie, Lyon.